ÉTUDE EXPÉRIMENTALE ET CLINIQUE

SUR LE

MÉCANISME DES FRACTURES DE LA ROTULE

PAR

Le Docteur CHAPUT

Chirurgien des hôpitaux

PARIS

G. STEINHEIL, ÉDITEUR

2, RUE CASIMIR-DELAVIGNE, 2

1888

ÉTUDE EXPÉRIMENTALE ET CLINIQUE

SUR LE

MÉCANISME DES FRACTURES DE LA ROTULE

Par le Dr **CHAPUT**, chirurgien des hôpitaux

Il n'existe point dans la science, du moins à notre connaissance, de monographie ou de travail un peu étendu sur le mécanisme des fractures de la rotule. On trouve çà et là la description d'une expérience destinée à obtenir une fracture par arrachement (expérience de Fleuriot qui est restée sans succès) ; on rencontre dans Hamilton le récit d'une autre expérience qui prouve qu'un écartement considérable des fragments ne s'explique qu'avec une déchirure étendue des parties fibreuses latérales. Des expériences analogues se rencontrent assez fréquemment, mais elles sont en général isolées, on n'a pas fait de recherches sur des cas en séries. Le Prof. Gosselin et après lui M. Paul Berger, ont insisté sur l'importance d'une fragilité osseuse spéciale, pour expliquer la possibilité et la fréquence des fractures de la rotule.

A parler franchement, le mécanisme des fractures de la rotule reste encore à établir malgré l'autorité qui s'attache aux noms des maîtres qui s'en sont occupés. Nous n'avons point la prétention de combler cette lacune, mais seulement le désir d'apporter quelques matériaux et quelques faits pour servir à l'histoire du mécanisme de ces fractures.

M. le Dr Charpy, chef des travaux anatomiques de la Faculté de Lyon, dans un important travail sur la résistance des os aux fractures, a étudié la densité de la rotule et sa résistance aux tractions, qui est considérable. Malgré l'importance de ces recherches, le mécanisme des fractures de la rotule n'a été étudié par M. Charpy que d'une façon accessoire dans le courant d'une étude consacrée à la résistance des os en général.

On admet généralement que les fractures de la rotule se produisent par l'un des trois procédés suivants :

1° Par choc direct uniquement.

2° Par contraction musculaire uniquement.

3° Par choc direct et par contraction musculaire simultanés.

Autrement dit on admet des fractures :

1° Purement *directes*.

2° Purement *indirectes*.

3° Des fractures *mixtes*.

Nous allons passer en revue chacun de ces mécanismes ainsi que l'anatomie pathologique correspondante, à l'aide d'études expérimentales entreprises par nous, en août 1885, à l'École pratique de la Faculté. Nous y joindrons aussi nos observations cliniques, qui se montent à plus de quarante.

I. — DES MOYENS DE PROTECTION DE LA ROTULE

La rotule échappe à bon nombre de traumatismes, même des plus intenses, grâce à certaines dispositions anatomiques spéciales.

D'abord elle est aplatie, peu saillante, sa face cutanée est légèrement convexe, ses contours sont arrondis, de telle sorte qu'un corps contondant a tendance à glisser sur elle.

La face postérieure de la rotule est munie d'une crête médiane et de deux facettes obliques. Cette disposition facilite encore la résistance, d'abord en augmentant la surface de pression (loi de Pascal) et ensuite grâce à l'obliquité de ces facettes qui produit une décomposition des forces.

Il faut remarquer encore qu'elle est située au centre de tissus fibreux qui lui permettent une mobilité assez grande.

D'autres modes de protection encore plus efficaces lui sont fournis par la présence des deux séreuses qui se trouvent l'une à sa face antérieure (bourse prérotulienne), l'autre à sa face postérieure (synoviale et synovie du genou). Grâce à ces deux séreuses, la rotule échappe au plus grand nombre des traumatismes. Non fixée par le triceps, elle glisse sur les parties qui lui sont sous-jacentes. Fixée au contraire par ce muscle, les agents contondants glissent au devant d'elle grâce à la séreuse prérotulienne.

Le cartilage dont elle est revêtue, et même celui qui revêt

la trochlée fémorale sont des agents protecteurs d'une effica-
cité non douteuse étant donnée l'élasticité bien connue des
cartilages. Supposons qu'on place une rotule sur une plaque
de caoutchouc, dans ces conditions il sera presque impossible de la briser d'un coup de marteau. Le revêtement cartilagineux joue en somme le même rôle que la plaque de
caoutchouc en question.

Les moyens de protection de la rotule sont surtout déve-
loppés chez les jeunes sujets.

D'abord le cartilage est beaucoup plus épais ; nous avons
vu sur les jeunes sujets de 20 à 30 ans la couche cartilagineuse atteindre 8 millim ; tandis que chez les vieillards elle
ne dépasse guère 2 à 3 millim.

Chez les sujets jeunes, le cartilage présente l'aspect lisse
et l'élasticité maxima qu'on ne rencontre pas chez les vieillards, qui ont souvent de l'altération velvétique et des craquements qui indiquent que la synovie se fait rare.

Enfin chez les jeunes sujets la densité du tissu de la rotule
est notablement plus considérable que chez les vieillards,
ainsi que nous avons pu l'observer sur des séries de rotules,
dont nous parlerons dans une autre partie de ce travail.

La position dans laquelle la rotule se trouve le plus me-
nacée, c'est la flexion à angle droit ou à peu près.

Dans l'extension complète, le triceps est généralement re-
lâché, et telle est la mobilité de la rotule qu'à moins d'un
coup de feu elle échappera au traumatisme comme un noyau
de cerise pressé contre les doigts.

Dans la flexion extrême, la rotule s'enfonce peu à peu, se
cache dans l'excavation que laissent entre eux les condyles,
si bien que ce seront les bords de ceux-ci qui supporteront
les injures des agents extérieurs.

Dans la flexion à angle droit, même sans contraction du
triceps, la rotule est fixée par la tension du muscle, elle est
saillante et non protégée par la saillie des condyles fémo-
raux comme dans la flexion forcée. C'est dans cette attitude
du membre que la chute est surtout redoutable, la rotule se
trouvant comprimée entre le sol d'une part et le fémur d'autre part.

II. — Fractures purement directes

Les fractures purement directes se produisent dans une infinité de circonstances qui peuvent se réduire à deux principales. En effet, on peut tomber sur le genou et alors l'agent traumatique est constitué par le fémur qui presse la rotule entre lui et le sol, ou bien on reçoit un choc sur le genou ; ce choc peut être produit par le pied d'un cheval, une pierre, un coup de bâton et mille autres cause qu'on imaginera facilement, y compris les blessures par armes à feu.

A. — *Chute sur le genou.*

Comment et dans quelles conditions se brise-t-on la rotule dans une chute sur le genou ?

On a beaucoup discuté pour savoir quel degré de flexion était nécessaire pour déterminer la fracture de la rotule dans la chute sur le genou. Malgaigne en particulier soutenait que la fracture ne pouvait se faire que dans la moindre flexion possible. Cette opinion, malgré l'autorité de son auteur, ne nous paraît pas fondée.

En effet, exécutons la désarticulation d'une hanche et faisons reposer le genou sur une table. Dans ces conditions, il est facile de se rendre compte que la rotule ne repose pas sur le plan de la table ni dans la flexion légère, ni dans la flexion extrême. Elle ne repose par sa partie moyenne sur le plan horizontal que lorsque la jambe fait avec la cuisse un angle un peu plus fermé que l'angle droit. Cet angle est celui qui se produit tout naturellement lorsque nous sommes à genoux, car la saillie de la pointe du pied nous oblige à une flexion qui dépasse un peu 90°. Dans cette position à genoux, si nous glissons un doigt entre notre genou et le sol il nous sera facile de constater que la partie qui repose sur le sol est bien constituée par la rotule.

Nous ne nous sommes pas contenté de ces considérations théoriques ; nous avons fait une série d'expériences disposées de la façon suivante.

Nous désarticulons un membre inférieur à la hanche.

Nous donnons un trait de scie bien horizontal sur la base du grand trochanter, puis nous fixons le membre dans l'attitude agenouillée. Nous donnons alors un coup de maillet sur le fémur qui est sensiblement vertical et nous constatons la fracture de la rotule dans certaines conditions. Quelles sont ces conditions ?

Nous avons d'abord mis le membre dans l'attitude agenouillée, avec une flexion très légère de la jambe sur la cuisse. Dans ces conditions, comme on pouvait s'y attendre, le coup de maillet n'a fait qu'ouvrir davantage l'angle du genou sans aucun résultat.

Dans une seconde série d'expériences nous avons mis le membre à genoux dans l'attitude habituelle, c'est-à-dire le fémur vertical, et la jambe ne reposant pas par toute son étendue sur le sol à cause de la saillie du pied (flexion dépassant l'angle droit) ; dans ces conditions, le coup de maillet donné sur le grand trochanter a constamment déterminé des fractures de la rotule, avec ou sans fracture concomitante du fémur.

Dans une troisième série d'expériences, nous avons mis le fémur vertical et la jambe en flexion forcée. Avec ce dispositif, le coup de maillet nous a donné des fractures des condyles du fémur, avec intégrité constante et absolue de la rotule.

Voici le résumé des principales expériences dont nous venons de parler.

Expérience I. — Homme de 78 ans, côté gauche, fracture de rotule et fracture du fémur. Le fémur est vertical, la jambe repose sur le sol (flexion dépassant l'angle droit) ; coup de massue sur le grand trochanter, la rotule est brisée comminutivement en dix fragments principaux dont le volume varie depuis 1/2 jusqu'à 2 cent. Le fémur s'est aussi rompu, à sa partie moyenne ; le trait est oblique en bas et en avant. Le fragment inférieur présente en arrière deux pointes en fourche.

Il est probable que dans cette expérience le fémur ne s'est brisé qu'après la rotule, l'aplatissement de celle-ci permettant aux condyles de reposer sur le sol et de faire en conséquence partager au fémur la violence du traumatisme.

Expérience II. — Femme de 91 ans. — Côté droit, même dispositif que précédemment. — Même résultat. — Fracture de rotule et fracture du fémur. Le périoste de la face antérieure de la rotule est intact et l'examen extérieur ne révèle ni mobilité ni crépitation évidente des fragments, sauf aux mouvements de flexion.

Examinée par sa face profonde, la rotule présente une fracture comminutive à quatre fragments principaux, dont le supérieur est le plus volumineux et l'inférieur le plus petit. En outre, multitude de petites esquilles secondaires.

En même temps, s'est produite une fracture du fémur juste au-dessus de la trochlée fémorale. La fracture est esquilleuse avec pénétration, elle est oblique en bas et en avant. De plus un trait vertical sépare les deux condyles l'un de l'autre.

Expérience III. — Même sujet, côté gauche. — Fracture de rotule transversale incomplète et fracture du fémur. La peau étant enlevée, rien qui fasse pressentir une fracture de la rotule.

L'examen par la face postérieure montre un trait de fracture horizontal, sans écartement, un peu oblique en bas et en dedans ; siégeant à 1 cent. 1/2 de la pointe. Il existe un fragment externe, secondaire, peu volumineux, haut et large d'environ 1 cent. et qui est retenu par un pont de cartilage resté intact, pas de trait de fracture à la face antérieure.

Fracture du fémur, identique à celle de l'autre côté, sauf que le trait vertical manque.

Expérience V. — Homme de 31 ans, très vigoureux, côté gauche. — Fracture du fémur sans fracture de rotule. Choc sur le fémur debout, flexion de la jambe dépassant un peu l'angle droit.

On obtient une fracture du fémur à l'épiphyse inférieure comme dans le cas précédent, sans fracture de la rotule.

Il est probable qu'ici l'intégrité de la rotule était due à la résistance toute particulière de cet os, qui s'explique par l'âge peu avancé du sujet. Chez les jeunes sujets en effet le revêtement cartilagineux de la rotule est extrêmement épais, il atteint jusqu'à 8 millim. au niveau de la crête de l'os, la rotule est donc efficacement protégée par cette couche élastique qui la recouvre.

De plus dans le cas actuel, l'articulation avait subi des

délabrements considérables par suite d'une tentative faite
antérieurement pour obtenir une fracture purement indirecte.

EXPÉRIENCE IX. — Femme de 33 ans, côté droit, fracture
de rotule sans fracture du fémur. Flexion du membre un
peu au delà de l'angle droit. Coup de merlin sur le fémur
vertical, donné avec ménagement. Au 4e coup on constate
un fracas de la rotule.

La rotule est entièrement intacte par sa face antérieure ;
à sa face profonde, nombreux fragments écartés les uns des
autres surtout du côté du cartilage. Cinq fragments principaux, d'autres plus petits, esquilleux. Pas de fracture concomitante du fémur.

Jusqu'ici nous avions toujours obtenu la fracture du
fémur en même temps que celle de la rotule. Nous nous ser-
vions alors d'un lourd marteau de 5 à 6 kilogr. L'ayant
remplacé par un merlin qui pesait 3 kilogr. environ, et
mesurant nos coups, nous avons pu dans cette expérience y
obtenir la fracture de la rotule sans fracture concomitante
du fémur.

Nous allons maintenant rapporter quelques expériences
qui prouvent que la fracture de la rotule n'est pas possible
dans la chute sur le genou en flexion forcée.

EXPÉRIENCE VII. — Femme de 34 ans, côté gauche. —
Choc sur le fémur debout, jambe en flexion extrême, fracture
du condyle externe, rotule intacte.

EXPÉRIENCE. X. — Femme de 30 ans, côté gauche, choc
vertical sur le fémur debout, jambe en flexion extrême, la
peau se perfore au niveau du bord du condyle externe.

Rotule intacte. Fracture du fémur à la partie moyenne,
avec de grandes dentelures.

EXPÉRIENCE XXI. — Homme de 67 ans. — Côté droit
— Choc sur le fémur debout, jambe fléchie à l'extrême. —
Rotule intacte. — Fracture transversale du fémur à 4 cent.
environ de la trochlée, avec un trait vertical pénétrant l'article.

Au point de vue clinique les choses se passent quelquefois comme dans nos expériences. Ainsi on trouve dans les *Bulletins de la Société anatomique*, 1874, p. 310, une observation de M. Landouzy où il est dit que outre une fracture de la rotule, le malade avait une fracture de la cuisse.

Nous avons recueilli de notre côté une observation dont voici la partie étiologique.

Le nommé Flouquet, 28 ans, peintre, est tombé d'un 2e étage. A l'entrée on constate une fracture de cuisse à la partie moyenne, avec petite plaie à la peau en arrière et en dehors. La rotule augmentée de volume est brisée en plusieurs fragments qui donnent la crépitation du sac de noix.

Nous avons encore observé deux autres cas de fracture comminutive par chute sur le genou, cas de Dufayet et de Vaillant. La réparation s'est faite très bien et les fonctions sont redevenues à peu près parfaites. Il n'y avait point ici de fracture de cuisse concomitante. En résumé les fractures par chute sur le genou sont presque toujours comminutives, pendant elles peuvent à la rigueur être transversales comme le prouve l'expérience III.

Il nous reste quelques mots à dire des fractures par choc direct sur le genou.

B. — *Fractures par choc direct.*

Ces fractures peuvent être produites par un corps contondant, angulaire ou tranchant, ou enfin par coup de feu, nous laisserons les deux dernières causes de côté pour ne nous occuper que des fractures par corps contondant ou angulaire (angle dièdre).

Dans nos expériences, les fractures par corps contondant n'ont jamais été accompagnées de plaie de la peau.

Elles exposent cependant aux dangers des fractures articulaires compliquées, à cause du sphacèle qui peut s'ensuivre. Une chose ressort de nos expériences faites avec un corps contondant (marteau à main de 2 kilogr. environ), c'est d'abord la difficulté de briser la rotule lorsqu'elle n'est pas du tout fixée, en outre, la constance presque absolue des fractures comminutives, nous n'avons pas pu obtenir de fractures transversales avec les corps contondants.

Relativement aux corps angulaires (angle dièdre), tels que le bec du même marteau qui est assez comparable au fer d'un cheval, nous dirons qu'ils produisent assez souvent des fractures transversales, et que la peau peut rester intacte, du moins sur le cadavre.

Voici le résumé de quelques expériences.

EXPÉRIENCE VI. — Femme de 34 ans, côté gauche. Le sujet est intact on fléchit le fémur à angle droit sur le bassin et la jambe à angle aigu sur la cuisse, dans ces conditions on donne des coups de marteau sur la rotule, sans réussir à la briser. Ce résultat était à prévoir après les expériences dans lesquelles nous donnions un coup de massue sur le fémur, avec la jambe fléchie à l'extrême, sans parvenir à briser la rotule.

EXPÉRIENCE VII.— Homme de 24 ans, côté droit, une inci-sion a servi à isoler le tendon du triceps et à faire une ten-tative inutile d'ailleurs de fracture par arrachement. Il en résulte que la rotule est encore plus mobile que normalement.

Le genou étant fixé à angle droit (ce qui rend cependant un peu de fixité à la rotule), il est impossible de briser la rotule avec le marteau à main de 2 kilog., la peau se perfore, mais la rotule reste intacte.

Il faut tenir compte ici de l'âge du sujet, c'est-à-dire de 'épaisseur du cartilage rotulien et de la densité osseuse.

EXPÉRIENCE VIII.— Homme de 34 ans, côté droit. On passe deux planchettes superposées sous le creux poplité pour fournir un point d'appui. La rotule est recouverte d'un tam-pon de toile serpillière pour empêcher les bords et angles du marteau d'agir comme des instruments piquants ou tranchants Impossibilité de briser la rotule avec le marteau à main de 2 kilogrammes. Avec le merlin, on produit le détachement d'un petit fragment osseux de la pointe de la rotule. En même temps, fracture verticale séparant le condyle interne du fémur

Les trois expériences précédentes, 6, 8 et 12 apportent avec elles cet enseignement, que, sur des sujets jeunes, il est fort difficile de produire une fracture de la rotule par cause di-recte sur le cadavre lorsqu'elle n'est pas préalablement fixée, ne serait-ce que par une flexion légère.

Expérience XI. — Femme de 30 ans. Côté droit. La jambe droite est fléchie à 45°, et soutenue par un billot passé sous le jarret. Coup de marteau à main sur la rotule. Perforation de la peau par l'angle du marteau ; fracture très comminutive de la rotule. Le périoste est perforé en un point. Pas d'écartement à proprement parler.

Expérience XIII. — Homme de 80 ans. Côté droit. Le fémur est fléchi à angle droit sur le bassin, et la jambe à angle droit sur la cuisse, un coup de merlin de 3 kilog. détermine une fracture de rotule oblique en bas et en dehors. En outre, deux traits verticaux de fracture incomplète. La peau est intacte.

Expérience IV. — Homme de 31 ans. Côté droit. Le tendon du biceps a été isolé, puis saisi dans une pince à tendre les toiles qui se rattache à une chaîne fixée au col du fémur. La jambe est fléchie à angle droit. On donne un coup de marteau à main sur la rotule, avec une force moyenne. Plaie à la peau, le périoste est déchiré par les arêtes tranchantes du marteau, fracture transversale de la rotule, sans écartement.

L'examen de la rotule par sa face profonde montre que le cartilage n'est rompu qu'en deux points. L'un des traits est situé sur la facette externe ; il mesure 6 à 8 millim. et aboutit au bord externe de la rotule. Le second trait siège sur la facette interne de l'os, et il ne rejoint pas la circonférence de l'os, il mesure 1 centim. de longueur. Les deux traits sont horizontaux. En somme nous avons une fracture incomplète du cartilage.

L'expérience suivante nous montre la possibilité de produire une fracture transversale par cause directe, sans plaie de la peau.

Expérience XIX. — Vieillard d'environ 75 ans. Côté droit. Billot sous le genou, choc direct sur la rotule avec le bec du marteau à main dirigé horizontalement.

On obtient une fracture transversale type, la peau reste intacte.

Expérience XXVI. Homme de 75 ans. Côté gauche. La jambe est fléchie à 45° sur un billot qui la soutient. On donne sur la rotule un coup de marteau emmailloté avec de la toile serpillière épaisse. On constate une fracture très comminutive de la rotule.

- Il résulte en somme de ces expériences que la fracture de rotule par choc direct est difficile à réaliser quand la rotule n'est fixée ni par une attitude de flexion ni par la contraction musculaire.

Les corps contondants produisent constamment des fractures comminutives.

Les corps angulaires très aigus produisent une fracture transversale ou verticale ou oblique selon la direction de l'arête de l'angle qui vient frapper la rotule, ils produisent en même temps une plaie de la peau.

Les corps angulaires mousses peuvent dans certains cas produire une fracture transversale de la rotule sans plaie cutanée.

III. — FRACTURES PUREMENT INDIRECTES

Nous avons essayé de produire expérimentalement des fractures par arrachement de la rotule. Nous nous sommes servis à cet effet d'une pince spéciale faite par M. Collin. Cette pince à mors larges et striés serrait le tendon du triceps avec une force considérable grâce à une vis de rappel située à l'extrémité de ses branches. Cette pince était fixée à une chaîne. Enfin la chaîne était réfléchie plusieurs fois autour du col du fémur mis à nu par des débridements convenables ; enfin elle était arrêtée par un gros clou planté dans l'os iliaque.

La rotule étant ainsi fortement fixée, nous produisions une flexion brusque de la jambe, soit en laissant tomber de la hauteur d'un mètre un poids de 15 ou 20 kilog. attaché à l'extrémité de la jambe, soit en donnant un vigoureux coup de maillet sur la jambe elle-même. La force dont nous disposions était considérable puisqu'elle agissait à l'extrémité d'un levier du 2e genre dont le bras de la puissance était plus de 10 fois plus long que celui de la résistance. En effet, le point d'appui, c'était le bord supérieur de la rotule fixé par le tendon du triceps, fixé lui-même par la pince, la résistance c'était le milieu de la rotule où la fracture devait logiquement se produire, la jambe tout entière constituait le bras de levier de la puissance.

La force avec laquelle nous pouvions agir sur la rotule dépassait 400 kilogr.

Il nous est arrivé invariablement dans nos expériences d'entendre un craquement sec, nous croyions la rotule brisée, mais il n'en était rien, c'était régulièrement le tendon du triceps qui cédait. Il se faisait une sorte de clivage des surfaces supérieure et inférieure du tendon, que la pince entraînait dans ses mors tandis que la partie moyenne s'étirait et finissait par se rompre.

Le nombre de nos expériences s'élève à 32. Nous les avons variées de mille façons, sans réussir à obtenir ce que nous cherchions, de telle sorte que notre conviction est qu'il est impossible, au moins sur le cadavre, de produire une fracture purement indirecte de la rotule.

Il y a à cela deux explications. La première c'est qu'il est bien probable que l'on altère la résistance du tendon en le serrant fortement, mais on ne peut sortir de ce dilemme : ou de peu serrer et alors le tendon glisse, ou de serrer fortement et alors le tendon comme mâché, perd de sa résistance.

La seconde raison, c'est qu'il est probable que pour se casser indirectement la rotule il faut l'avoir préalablement altérée.

Nous allons essayer d'établir cette altération par des arguments tirés de l'étiologie, des faits de fracture bilatérale et des faits de fracture simultanée.

Les fractures purement indirectes de la rotule sont beaucoup plus rares qu'on ne l'a dit jusqu'ici. On s'est basé pour dire qu'une fracture était indirecte sur la direction transversale avec écartement et sur l'absence d'ecchymose, mais on a fort peu tenu compte de l'étiologie, au moins dans la plupart des cas où les malades racontent qu'ils sont tombés sur le genou, sans pouvoir préciser autrement.

Nous avons recueilli nous-même 41 observations personnelles de fractures de la rotule où le mécanisme a été très étudié.

Sur ces 41 cas, nous n'avons trouvé que 6 cas bien nets de fracture purement indirecte.

Or, dans ces 6 cas on trouve des preuves évidentes de fra-

gilité ŏsseuse, ou tout au moins de douleurs antérieures persistantes dans le genou, et l'on sait que Malgaigne insiste
sur cette cause prédisposante des fractures indirectes.
Voici les cas :

Obs. I. — Mme X.. du Mans, 23 ans, arthritique. Antécédents de rhumatisme chez les ascendants, une saison à
Uriage pour une dermatose sèche occupant exclusivement les
mains. Pas d'attaque franche de rhumatisme, mais des douleurs fréquentes au niveau des articulations du genou gauche et de l'épaule droite qui pendant les mouvements sont
le siège de craquements habituels et présentent les signes
de l'arthrite sèche. Le 26 novembre 1880 jour de l'accident,
les souffrances ont été plus vives que de coutume. En cherchant à monter sur un trottoir, elle sent sa jambe fléchir
sous elle, sans avoir fait de faux pas et elle tombe ; on constate ensuite une fracture de la pointe de la rotule.

Obs. II. — Mlle Tabouret, 28 ans, pas d'antécédents personnels ou héréditaires relatifs à une cause prédisposante
quelconque. Pas de rachitisme ni syphilis.
5 mois avant sa fracture elle fait une chute sur les deux
genoux en descendant de tramway. Douleur vive dans le
genou *gauche ;* quinze jours après douleur vive au point de
troubler le sommeil, peu à peu le genou augmente de volume
et la marche devient difficile.
Cet état dure jusqu'au moment de la fracture. Le 20 septembre 1884 en voulant monter sur une chaise elle entend un
craquement dans le genou gauche au moment où elle s'élevait à l'aide de cette jambe. Elle perd connaissance à cause
de la douleur et tombe en arrière, la rotule était fracturée.
Cette observation est très démonstrative, elle nous montre
une chute de nature à déterminer des phénomènes d'ostéite
dans l'os contusionné ; le développement de phénomènes
inflammatoires chroniques au niveau du genou, de la rotule,
enfin la rotule se brise à l'occasion d'un effort insignifiant
que nous répétons journellement sans en éprouver d'inconvénients.

Obs. III. — Linguet, 53 ans. En 1874, il se fait une première fracture de rotule à droite à l'occasion d'une chute
sur le genou.
En 1875, il fait un faux pas en descendant un escalier, il
fait effort pour se retenir et ressent un craquement non suivi
de chute ; il en résulte une fracture transversale de la rotule.

Chez ce malade l'apparition successive de deux fractures de la rotule nous est une preuve de la fragilité extrême de ces os chez ce malade. Ajoutons une autre preuve, l'existence de symptômes d'arthrite sèche très accentuée que nous avons constatés dans les deux genoux.

Obs. IV. — Coq..., 24 ans, se fait une première fracture en février 1884 pour être tombé sur le genou en descendant de tramway.

Le 7 février 1885, en marchant sur un parquet ciré, Coq. fait un faux pas, la jambe gauche supportant tout le poids du corps, le malade ressent un craquement et tombe assis ; une seconde fracture s'était faite près de la pointe ; la première siégeait vers le milieu de la rotule.

Obs. V. — Rob..., 25 ans. Depuis le 12 janvier 1884 jusqu'au moment de sa fracture (le 14 juin 1884), le malade a souffert de son genou droit. La douleur n'existait qu'en montant et en descendant les escaliers. Le malade ne pouvait monter une marche avec sa jambe droite, il ne pouvait que la mettre au niveau de l'autre. Il pouvait faire de longues marches sur un terrain horizontal, mais monter simplement une marche de trottoir le faisait souffrir. Pareillement quand assis il se relevait, il éprouvait de la douleur. Jamais les douleurs n'étaient très vives, pas d'augmentation des douleurs la nuit.

Le 14 juin en voulant sauter sur un cheval il sentit son genou droit craquer, il voulut marcher, mais impossible. Il se laissa tomber en arrière sur de la paille sans avoir sa jambe prise sous lui ou fléchie.

La 2ᵉ fracture indirecte de Coq... reconnaît pour cause une fragilité vraisemblable puisqu'elle a été précédée d'une première fracture qui a bien pu, elle aussi, être favorisée par la même cause ; ensuite cette fracture par les phénomènes inflammatoires qu'elle amène fatalement après elle (arthrite et ostéite réparatrice), sert à nous expliquer la facilité avec laquelle cette fracture s'est produite dans un effort presque physiologique.

Chez Rob... il est inutile d'insister sur la signification des douleurs antérieures et persistantes.

Obs. VI. — Rozé, Marie, 32 ans. Chez cette malade les renseignements étiologiques ne nous permettent pas, à eux seuls, de croire à une fracture purement indirecte, car la malade est tombée sur son genou sans qu'on puisse faire la part de la contraction et du choc direct. Ce qui nous permet d'inférer que la fracture était indirecte, c'est la mensuration des fragments le lendemain de l'accident, ils mesuraient en effet 7 centim. de largeur tandis que la rotule saine ne mesurait que 5 centim. transversalement. La rotule était donc malade antérieurement à la fracture. D'ailleurs la malade ajoutait que depuis 6 semaines auparavant elle souffrait en marchant du genou en question.

Nous devons ajouter à ces cas personnels les 3 cas cités par Malgaigne, de fractures de rotule favorisées par une douleur antérieure. Malgaigne dit en propres termes : « ces ruptures par action musculaire sont quelquefois favorisées par un état morbide antérieur de la rotule ».

Fleuriot dit de son côté : « Si l'on prend en considération la résistance énorme d'une rotule saine, on sera porté à accorder une grande influence aux lésions de cet os comme cause prédisposante dans les ruptures par action musculaire, surtout lorsqu'on voit une faible contraction des muscles avoir ce fâcheux résultat ».

M. Paul Berger exprime un avis analogue dans son remarquable article du Dictionnaire encyclopédique.

M. le Prof. Gosselin dit encore : « Je me demande si ces fractures indirectes et par cause musculaire ne doivent pas être expliquées par une raréfaction prématurée et une fragilité du tissu spongieux de la rotule ».

Nous n'insisterons pas sur la valeur des fractures bilatérales ou simultanées comme preuve de la fragilité du tissu de la rotule. Sans faire de recherches spéciales dans la littérature médicale nous avons rencontré 11 cas de fractures simultanées et 16 cas de fractures bilatérales.

Fractures simultanées. — Cas de Camper ; Sue ; Bichat ; Cooper ; Malgaigne ; Valette ; Johnston ; Marcy ; Polaillon ; (Th. de Tinsco. 1880) ; Milcent (Th. de Tinsco, 1880) ; Corineaud, *Journal de méd. de Bordeaux*, 1880.

Fractures bilatérales. — Deux cas personnels : cas de Linguet et pièces anatomiques d'un cadavre de l'Ecole pratique.

Hamilton 5 cas personnels. Trélat, 2 cas chez deux frères, d'où il admettait la prédisposition héréditaire. Meuschner. Bromfield, 6 (au moins). Camper, Cooper, plusieurs observations de ce genre. Guyon (Th. Labonne, 1884.)

En somme sans aucun effort de recherches nous rencontrons 27 fractures des deux rotules tant simultanées que successives.

Ce nombre considérable de fractures des deux rotules ne peut s'expliquer que par une prédisposition toute particulière qui se résume en une fragilité anormale du tissu de la rotule.

Dans un de nos cas personnels la fragilité osseuse était évidente, car d'un côté le malade présentait une fracture ancienne de la rotule terminée par ankylose, avec ostéite raréfiante très nette des fragments, et hypertrophie considérable des os de la cuisse et de la jambe. Même hypertrophie du côté droit où existait aussi une fracture de la rotule avec un peu d'arthrite sèche. Enfin du côté de l'articulation de l'épaule gauche on trouva la tête humérale absolument fondue, et la capsule articulaire doublée de plaques osseuses nombreuses. Nous pensâmes tout d'abord en présence de ce complexus de lésions à de l'arthropathie ataxique, mais la moelle examinée par notre ami Babinski n'a révélé aucune lésion tabétique.

Il est fâcheux qu'on englobe communément sous le nom de *fracture itératives* deux lésions très distinctes qui sont d'une part une nouvelle fracture de la rotule en un point différent de la première, et d'autre part les déchirures du cal. On devrait à notre avis réserver le nom de fractures itératives à la première catégorie de faits (nouvelle fracture) et à la seconde catégorie le nom de déchirure du cal.

Nous n'avons rencontré que deux cas de fractures itératives incontestables, l'une de Malgaigne, l'autre de notre excellent maître M. le Prof. Le Fort qui a bien voulu nous donner l'observation de Coquelet.

Faute de la distinction que nous voudrions voir établir, il reste beaucoup de cas dits fractures itératives dont nous ne pouvons nous servir avec certitude pour soutenir notre cause. Toujours est-il qu'il y a là toute une série de faits importants qui militent encore en faveur de l'importance de la fragilité osseuse.

Ces fractures itératives s'expliquent facilement si l'on songe à la raréfaction que subissent communément les fragments osseux dans les cas de fractures anciennes de la rotule, raréfaction dont la preuve se trouve dans ces cas de suture osseuse où le fil rompt l'os, cas de Trendenlenburg, et dans les fractures qui ont succédé à une consolidation obtenue par la suture osseuse : cas de Metzler, Howse, Pozzi, Lister (Jalaguier, Revue critique, *Arch. de méd.*, 1884).

La fragilité osseuse que nous avons invoquée pour expliquer les fractures purement indirectes, semble pouvoir être invoquée aussi pour les fractures mixtes. Celles-ci composent l'immense majorité des fractures de rotule puisque sur 41 cas personnels nous trouvons : 6 fractures purement directes ; 7 purement indirectes ; 28 mixtes.

De telle sorte qu'une statistique prise en bloc des fractures de la rotule vise plus particulièrement les fractures mixtes.

Or Malgaigne observe que comparée au chiffre de la population, la prédisposition aux fractures de la rotule va sans cesse en augmentant avec l'âge.

On devait logiquement inférer de ce fait que l'âge apporte une fragilité toute spéciale à la rotule.

Nous avons fait des recherches dans ce sens. Nous avons recherché sur une série de sujets jeunes puis sur une série de sujets vieux, d'abord la densité de la rotule, puis la résistance du radius à la fracture par arrachement, enfin, la résistance de la rotule à l'écrasement.

Nous avons rencontré des radius qui se brisaient les uns avec facilité, d'autres difficilement, d'autres enfin ont résisté à nos efforts. Pour mesurer la résistance de la rotule à l'écrasement, nous pressions une des rotules d'un sujet (l'autre nous servant à prendre la densité), puis nous la soumettions au choc d'un poids de 15 kilogr. tombant de 35 centim. de haut.

Nous avons trouvé que les rotules ont trois façons de se comporter devant l'écrasement. Les unes s'aplatissent, les autres se brisent franchement, d'autres comminutivement ; c'est ce que nous désignons dans nos notes par *aplatissement ; écrasement mixte ; brisure.*

Quant à la *densité* nous l'avons prise d'une façon classique. Nous nous sommes procuré une balance sensible au demi-centigr. avec un plateau plus élevé que l'autre et muni d'un crochet. La rotule bien ruginée était attachée par un fil au crochet. On la pesait dans l'air.

Ce chiffre était noté. Puis on enlevait les poids et on rétablissait l'équilibre avec du sable. On plongeait alors la rotule dans un verre d'eau à 0°, l'équilibre rompu n'était rétabli qu'en ajoutant des poids dans le plateau de la rotule. Ce poids correspondait à celui de l'eau déplacée. La division du premier chiffre par le second donnait la densité.

Nous avons observé dans le cours de ces recherches que étant donné l'un de ces trois éléments : Densité de la rotule, résistance de la rotule à l'écrasement, résistance du radius, étant donné dis-je un quelconque de ces trois éléments, on pouvait en déduire à coup sûr les deux autres. Autrement dit une densité est toujours en rapport direct avec la résistance du radius et celle de la rotule à l'écrasement.

Voici une première série de sujets jeunes.

	AGE	DENSITÉ	EFFET DE L'ÉCRASEMENT DE LA ROTULE	FRACTURE DU RADIUS
No 1	31	1.46	Brisure.	Impossible.
No 2	34	1.34	Ecr. mixte.	Difficile.
No 3	46	1.30	Aplatissement.	Facile.
No 4	25	1.24	Ecr. mixte.	Difficile.
No 5	20	1.41	Brisure.	Impossible.
No 6	30	1.29	Ecr. mixte.	Difficile.
No 7	33	1.37	Brisure.	Impossibls.

Voici la série des sujets âgés :

	AGE	DENSITÉ	EFFET DE L'ECRASEMENT DE LA ROTULE	FRACTURE DU RADIUS
No 8	72	1.21	Aplatissement.	Facile.
No 9	80	1.29	Aplatissement.	Facile.
No 10	75	1.19	Aplatissement.	Facile.
No 11	65	1.27	Aplatissement.	Facile.
No 12	67	1.30	Ecr. mixte.	Difficile.
No 13	74	1.29	Ecr. mixte.	Assez facile.
No 14	51	1.31	Brisure.	Impossible.
No 15	65	1.32	Brisure.	Impossible.

La moyenne de la densité des sujets jeunes s'élève à 1.37. Celle des sujets vieux à 1.26.

Il y a bien dans le nombre un sujet jeune qui a une densité faible, 1.24, et quelques vieux qui dépassent 1.30.

Toujours est-il que ces exceptions ne sont ni assez nombreuses ni assez accentuées pour altérer le sens général de nos résultats. Nous ne faisons d'ailleurs nulle difficulté d'avouer que nos faits sont peu nombreux; nous espérons d'ailleurs reprendre ces recherches, et y ajouter des études histologiques.

IV. — FRACTURES MIXTES

On doit admettre l'existence de fractures mixtes dans lesquelles la contraction musculaire s'unit au choc direct pour rompre la rotule, non seulement à cause de la difficulté d'interpréter l'immense majorité des cas de chute sur le genou ; mais encore parce qu'il est logique d'admettre qu'une cause directe aura un effet plus puissant si elle agit sur une rotule préalablement fixée et tendue ; enfin on doit surtout l'admettre parce que expérimentalement nous n'avons jamais produit de fracture par l'arrachement seul, ni de fracture transversale par corps contondant.

Réunissant au contraire les deux mécanismes nous avons obtenu facilement des fractions transversales.

Voici quelle a été notre façon de procéder :

Une incision verticale étant faite au-dessus de la rotule nous isolions le tendon du triceps par trois incisions dont deux verticales et la 3e réunissant l'extrémité supérieure des deux autres.

Le tendon ainsi isolé était saisi dans notre pince spéciale et le tout était fixé par la chaîne réfléchie autour du col du fémur et arrêtée comme il a été dit plus haut. Pour augmenter la tension de la rotule nous attachions à l'extrémité de la jambe un poids de 10 kilogr. qui pesait de toute sa puissance pour fléchir la jambe nous avions préalablement emmailloté notre marteau à main avec un tampon de toile serpillière pour qu'on ne put nous accuser d'avoir produit une fracture transversale grâce aux arêtes du marteau.

Au commandement donné par nous, d'une part nous appliquions un coup de marteau sur la rotule tandis qu'au même instant un aide produisait une flexion brusque de la jambe sur la cuisse. Dans ces conditions, disons-nous, nous avons obtenu des fractures transversales situées près de la pointe, avec intégrité de la peau.

Comme nous n'avons obtenu ces résultats qu'après un mois d'expérimentation et qu'il ne nous était plus loisible de continuer ces recherches nous avons borné nos expériences de fractures mixtes à deux, elles ont toutes deux réussi et ont par conséquent l'incontestable valeur de faits positifs.

Voici le résumé de ces expériences.

EXPÉRIENCE XXV. — Femme de 33 ans. *A droite,* essai de fracture mixte par le procédé décrit plus haut. Le marteau n'est *pas emmailloté,* il en résulte une fracture comminutive à 3 fragments. Il est probable que le marteau a frappé par un de ses angles pointus, ce qui a déterminé une fracture comminutive. *A gauche*, le marteau a été emmailloté. La peau est intacte. L'examen à travers la peau révèle un écartement d'environ un travers de doigt,

La peau enlevée, on remarque que le surtout aponévrotique du genou est un peu déchiré. Le périoste mince, transparent est sur le point de se rompre.

Le fragment supérieur mesure 3 centim. de haut et 5 centim. de large.

Le fragment inférieur mesure 2 cent. de haut, 3 cent. de large.

En remuant les fragments l'un contre l'autre on a de la crépitation.

L'examen par la face profonde révèle quelques fragments secondaires du fragment inférieur.

Toujours est-il que cliniquement il s'agissait d'une fracture transversale avec écartement.

Expérience XXVI. — Homme de 75 ans, même procédé, même résultat du *côté droit*.

Nous faisons du côté gauche une expérience comparative en frappant la rotule avec le marteau emmailloté, la jambe étant soutenue par un billot et fléchi à 45°. Dans cette expérience de fracture sûrement directe, nous n'avons pas obtenu comme de l'autre côté une fracture transversale avec écartement mais bien une fracture comminutive. Bien plus nous avons eu une peine extrême à la produire, il nous a fallu plusieurs coups répétés pour arriver à briser la rotule.

V. — ANATOMIE PATHOLOGIQUE DES FRACTURES TRANSVERSA-
LES AVEC ÉCARTEMENT

Le but que nous nous proposons dans ce chapitre est surtout d'étudier les déchirures des parties fibreuses qui accompagnent les fractures transversales avec écartement.

Pour faire l'étude des fractures accompagnées d'écartement considérable, nous avons employé divers procédés, qui tous en somme nous ont donné des résultats identiques. Dans un cas, nous avons fait une incision transversale au devant de la rotule puis nous l'avons sectionnée avec un ciseau et un maillet : après quoi, fixant le tendon du triceps comme pour les fractures purement indirectes, nous produisions une flexion brusque qui amenait l'écartement recherché. Dans un autre cas, nous avons attaqué l'articulation du génou par derrière, sectionnant toutes les parties molles du creux poplité. Nous avons ensuite sectionné la rotule avec le ciseau et le maillet de sa face cartilagineuse vers sa face cutanée. Enfin nous avons encore produit des fractures de rotule avec écartement en produisant par choc direct une fracture transversale, puis fléchissant brusquement la jambe après avoir pris la précaution de fixer le tendon du triceps comme nous l'avons déjà indiqué.

Expérience XVII. — Homme de 34 ans. *Côté droit.* — Section transversale de la rotule avec ciseau et maillet, puis fixation du tendon du triceps. La jambe est d'abord fléchie à 45°, les tissus fibreux résistent et l'écartement des fragments est peu considérable; la flexion est alors portée à angle droit, les tissus fibreux se déchirent, l'écartement devient notable.

Description de la pièce. — Dans l'*extension*, les fragments rotuliens se touchent presque par leur revêtement cartilagineux. Ils s'écartent au contraire de 3 cent. 1/2 en avant. Dans la flexion à angle droit, ils s'écartent de 1 cent. par leur face profonde et de 43 millim. en avant (*écartement angulaire* à sommet articulaire).

Les tissus fibreux qui partent de la rotule sont largement déchirés en dehors; toutefois le tenseur du fascia lata continue à agir, quoique faiblement, sur le fragment inférieur (1).

Du côté interne, la déchirure est presque nulle. En tirant sur le tendon du triceps on voit que les parties fibreuses internes contribuent encore puissamment à l'extension.

Expérience XVIII. — *Côté gauche*, même sujet.

Incision postérieure de l'article, section de la rotule par sa face profonde avec le ciseau et le maillet. Comme dans le cas précédent on fléchit à angle droit.

Pièce analogue, même déchirure en dehors le tenseur est pareillement intact, la déchirure interne est plus complète, elle rend l'extension à peu près impossible. Une membrane fibreuse mince attenant au fragment inférieur et dépendant

---

(1) Nous avons démontré dans notre thèse que le tenseur est un muscle qui produit l'extension même sur le fragment inférieur d'une rotule brisée.

dè l'aponévrose d'enveloppe du genou, haute de 2 centim. 1/2
et large comme la rotule retombe sur la surface de section du
fragment inférieur.

EXPÉRIENCE XIX. — Vieillard de 75 ans. *Côté droit*. Choc
direct sur la rotule avec le bec du marteau à main ; il en résulte une fracture transversale, avec intégrité de la peau.
Fixation du tendon puis flexion brusque de la jambe.

Description de la pièce. — La fracture est transversale. Écartement angulaire des surfaces fracturées, à sommet articulaire. L'écartement en avant est considérable et atteint 4 cent.
environ. Les parties fibreuses externes sont très déchirées,
le tenseur reste intact ainsi que les parties fibreuses internes. On voit comme dans le cas précédent des lambeaux de
membrane fibreuse s'appliquer sur la surface fracturée du
fragment inférieur. L'extension se fait facilement en tirant
sur le tendon du droit antérieur, grâce aux parties fibreuses
internes et au tenseurr

EXPÉRIENCE XX. — Homme de 65 ans. *Côté droit*. Avec le
bec du marteau à main choc direct sur la rotule, il est be-
soin de plusieurs coups de marteau pour réussir ; plaie à la
peau. Fixation du tendon puis flexion brusque à 45°.

PIÈCE. — La fracture de rotule est assez nette. Écartement
angulaire à sommet articulaire. Contact de la lèvre cartilagineuse. L'écartement en avant atteint 2 centim.

Les tissus fibreux sectionnés par le contact du marteau
forment une petite fenêtre carrée de 1 centim. de côté qui mène
dans l'articulation. De chaque côté de cette ouverture, pont
de périoste limitant l'écart et retenant les fragments.

Si nous résumons ici les résultats obtenus nous voyons
qu'avec un écartement ne dépassant pas 2 centim., les tissus fibreux qui recouvrent la rotule s'étirent simplement sans
se rompre, et que toujours les parties fibreuses latérales
restent absolument intactes.

Lorsque l'écartement devient considérable, les fragments,
surtout l'inférieur, ont leur surface fracturée recouverte par
des lambeaux périostiques et aponévrotiques.

Mac Ewen trouve dans l'existence de ces lambeaux
fibreux une raison qui milite en faveur de la suture osseuse
primitive. Il est possible qu'ils empêchent la formation du
cal osseux ; toujours est-il qu'ils doivent servir puissamment
à la formation du cal fibreux.

Un autre point intéressant, c'est l'écartement angulaire des fragments, à sommet articulaire ; ceci nous explique pourquoi dans les fractures anciennes on rencontre souvent des pointes osseuses qui sont le résultat des efforts de consolidation osseuse et pourquoi ces pointes sont constamment sur la lèvre postérieure de la rotule ; pourquoi enfin les fragments ont à la longue leur surface fracturée taillée obliquement en biseau.

Enfin cet écartement angulaire qui nécessairement s'accompagne d'une bascule des fragments, nous fait comprendre encore pourquoi Malgaigne a signalé ce renversement dans les fractures anciennes.

L'écartement angulaire nous montre enfin qu'il n'y a nul danger en appliquant les griffes de faire basculer les fragments en avant comme on l'a longtemps craint. Tout ce que l'on pourra obtenir sera de faire disparaître l'écartement des lèvres antérieures des surfaces fracturées.

Nous avons constamment trouvé dans nos expériences une déchirure considérable des parties fibreuses externes ; ce qui nous permet d'expliquer pourquoi, quand le cal présente une hauteur inégale sur les côtés, c'est toujours en dehors qu'il est plus étendu.

La conservation générale des parties fibreuses internes et du tenseur du fascia lata peut nous expliquer la conservation habituelle de l'extension puisque le tenseur est un des agents de l'extension.

Enfin, malgré tous nos efforts, nous n'avons pu produire les écartements si considérables qu'on rencontre quelquefois en clinique de 7, 8, 10, 12 cent. Nous ferons remarquer que jamais on n'observe de pareils écartements dans les fractures récentes. Seule une rétraction progressive du droit antérieur peut amener un pareil résultat.

Il est bien probable néanmoins qu'une déchirure étendue des parties latérales est nécessaire pour qu'une telle ascension devienne possible.

VI. — CONCLUSIONS

A. — *Fractures directes.* — 1° *Par chute sur le genou.* — La rotule n'est exposée dans une chute sur le genou que si la flexion dépasse un peu l'angle droit. En flexion légère, comme en flexion complète, la fracture est impossible.

Les fractures ainsi produites sont presque constamment comminutives.

La fracture par chute sur le genou peut s'accompagner de fracture du fémur à la partie moyenne ou inférieure.

2° *Par choc d'un corps contondant ou angulaire.* Les fractures par choc d'un corps contondant sont toujours comminutives.

Celles par choc d'un corps angulaire (angle dièdre) peuvent être comminutives ou transversales avec ou sans lésions de la peau.

B. — *Fractures indirectes ou par arrachement.* — Ces fractures nous paraissent impossibles à obtenir sur le cadavre.

Elles sont vraisemblablement favorisées sur le vivant par une fragilité osseuse qui semble probable, en raison de nos observations (douleurs antérieures persistantes, élargissement de la rotule, etc.) et en raison des cas nombreux de fractures simultanées, bilatérales et itératives.

C. — *Fractures mixtes.* — Les fractures mixtes sont probablement favorisées par la fragilité osseuse sénile. La moyenne de la densité de 7 sujets jeunes est de 1,37 ; de 8 sujets vieux, de 1,26. Chez ceux-ci, la fracture par arrachement du radius s'obtient facilement, chez les premiers difficilement ou pas du tout.

D. — *Anatomie pathologique des fractures transversales avec écartement.* — Les écartements de 2 cent. et au-dessous ne s'accompagnent pas de déchirure étendue des tissus fibreux situés au devant de la rotule, ou de ceux situés latéralement (expansions latérales du triceps).

Quand l'écartement dépasse 2 cent., on constate des déchirures latérales, et de plus l'interposition de lambeaux fibreux entre les surfaces fracturées.

Les fragments présentent constamment un écartement angulaire à sommet articulaire ; d'où impossibilité du basculement en avant des fragments quand on applique la griffe.

Des écartements considérables de 6, 8, 10 cent. ne peuvent être obtenus sur le cadavre. Ils ne sont donc jamais primitifs. Par conséquent ils sont le résultat de la rétraction lente et persistante du droit antérieur de la cuisse.

IMPRIMERIE LEMALE ET Cᶦᵒ, HAVRE

www.ingramcontent.com/pod-product-compliance
Ingram Content Group UK Ltd.
Pitfield, Milton Keynes, MK11 3LW, UK
UKHW022336170726
13837UKWH00005BA/2291